AF496143

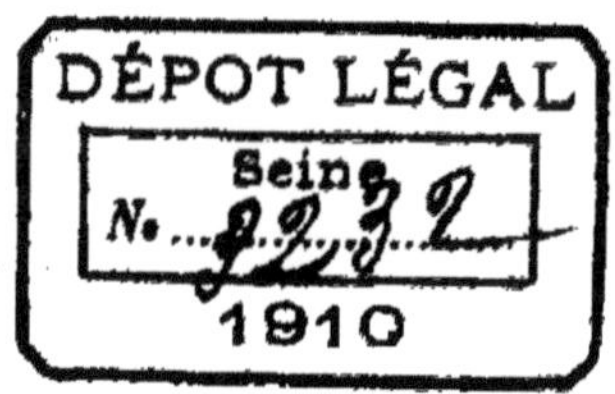

LE

TRAITEMENT DU TABES

PAR LES

INJECTIONS SOUS-ARACHNOÏDIENNES D'ÉLECTRO-MERCUROL

PAR

M. CARRIEU,
Professeur de clinique médicale,

L. BOUSQUET,
Chef de clinique médicale,

à l'Université de Montpellier.

Nous poursuivons, depuis janvier 1908, une série de recherches sur le traitement du tabes par l'injection d'électro-mercurol dans dans les espaces sous-arachnoïdiens.

Les résultats que nous avons déjà obtenus, et dont une partie a été communiquée par l'un de nous au Congrès de Buda-Pest (août-sept. 1909), nous paraissent à l'heure actuelle assez intéressants et assez encourageants pour mériter d'être signalés à nouveau.

Nous devons indiquer, dès le début, que nous avons surtout dirigé cette thérapeutique contre les symptômes ataxiques et aussi contre les troubles sphinctériens du

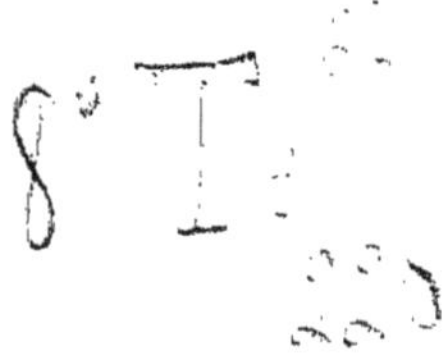

tabes, car ce sont ces symptômes qui nous parurent le plus heureusement influencés dès nos premières interventions.

Nous donnerons ici l'observation de cinq malades dont le diagnostic était certain et chez lesquels les désordres moteurs des membres inférieurs constituaient, avec les troubles sphinctériens, la principale manifestations du tabes.

L'amélioration fut incontestable chez tous et tout à fait remarquable chez quelques-uns.

Observation I. — D. E..., vingt-neuf ans, employé, entre, le 30 décembre 1907, dans le service de M. le professeur Carrieu, salle Combal, nº 20.

A vingt et un ans, syphilis incomplètement traitée pendant un an. Il y a deux ans, douleurs fulgurantes survenant de loin en loin dans les membres inférieurs, sensation de constriction du thorax, lassitude générale et troubles de la miction, impossibilité de résister au besoin d'uriner.

Depuis huit mois, le malade a eu plusieurs fois du dérobement des jambes avec sensation de vertige et instabilité dans l'obscurité.

Dès ce moment, et malgré le traitement mercuriel intensif en injections, la maladie s'aggrave et, quand le malade arrive dans nos salles, il ne peut plus marcher et ne quitte pas son lit.

C'est un homme un peu amaigri, mais dont la force musculaire est parfaitement conservée. Les mouvements spontanés des membres inférieurs sont très ataxiques; soutenu par deux aides, le malade lance ses jambes en avant avec violence, mais ne peut ni marcher, ni se soutenir seul; hypotonie très marquée des muscles des membres inférieurs.

Réflexes rotuliens et achilléens abolis; réflexe crémastérien aboli; réflexe cutané abdominal conservé.

Sensibilité superficielle conservée dans tous ses modes; sensibilité profonde très diminuée.

Pas de troubles ataxiques des membres supérieurs.

Inégalité pupillaire; signe d'Argyll-Robertson.

Lymphocytose très marquée du liquide céphalo-rachidien.

Traitement: électrothérapie; rééducation.

On juge inutile de tenter encore le traitement hydrargyrique suivant les méthodes usuelles.

29 *janvier* 1908. — L'état est toujours le même.

Ponction lombaire : On retire 12 cc. de liquide limpide, un peu hypertendu, que l'on remplace par 6 cc. d'électro-mercurol à un demi-milligramme de Hg par cc. Lymphocytes assez nombreux dans le liquide céphalo-rachidien.

Pendant les deux jours qui suivent la ponction, douleurs fulgurantes très pénibles avec sensations de faiblesse dans les membres inférieurs.

Quelques maux de tête et quelques vertiges. Un peu de fièvre qui oscille, pendant quatre jours, entre 37°,5 et 38°,5 (axillaire).

Tant que durent les douleurs, le malade ne peut se livrer à ses exercices de rééducation; mais, dès qu'il peut les reprendre, les progrès sont beaucoup plus sensibles : il a besoin d'être encore soutenu, mais les mouvements des jambes, pour la marche, sont beaucoup plus réguliers.

Les troubles urinaires sont combattus avec succès par les injections épidurales de cocaïne, répétées tous les vingt jours à peu près (formule de Sicard).

26 *février*. — Injection intra-rachidienne d'électromercurol, 5 cc. Le malade éprouve pendant quelques jours, après la piqûre, des douleurs aux membres inférieurs sous forme d'élancements, qui se succèdent presque sans interruption. La température demeure entre 37°,5 et 38° pendant les quatre jours qui suivent l'injection.

24 *mars*. — Le malade ne perd plus ses urines, se

tient mieux sur ses jambes et commence à marcher avec des béquilles.

15 *mai*. — L'amélioration s'accentue puisque le malade peut marcher sans béquilles, en s'appuyant simplement d'une main à une rampe, mais à condition que son regard ne quitte pas le sol.

23 *juin*. — Injection intra-rachidienne d'électro-mercurol, 3 cc. Cette injection est suivie, comme les précédentes, de douleurs très fortes au bas de la colonne vertébrale et dans les membres inférieurs. Léger mouvement fébrile. Elancements douloureux. Piqûre de morphine.

28 *juin*. — La température s'est abaissée progressivement à 37° ; les douleurs ont disparu ; le malade peut se lever et, peu à peu, marche beaucoup mieux.

2 *août*. — Le malade, s'aidant de deux cannes, parcourt d'assez longs trajets dans l'hôpital et descend même les escaliers pour se promener dans les jardins.

2 *septembre*. — Revenu de faire une saison à Lamalou, le malade se trouve beaucoup mieux ; il peut faire des promenades en ville avec deux cannes.

15 *décembre*. — Quatrième injection intra-rachidienne de 3 cc. d'électro-mercurol. Liquide céphalo-rachidien clair avec légère lymphocytose. L'injection est suivie, comme les précédentes, de fièvre légère pendant quatre ou cinq jours et s'accompagne de douleurs dans les reins et les membres inférieurs; un peu de rétention d'urine. Mais les douleurs sont moins vives, et il n'y a ni nausées, ni vomissements ; à peine un peu de céphalée.

28 *décembre*. — Injection de 3 cc. d'électro-mercurol, après soustraction de 15 cc. de liquide céphalo-rachidien qui renferme des lymphocytes. L'injection a été douloureuse (élancements dans les membres inférieurs, nausées), réaction fébrile modérée.

15 *janvier* 1909.— Constipation, ballonnement avec tension pénible du bas-ventre.

4 *février*. — Injection de 3 cc. d'électro-mercurol à un demi-milligramme par cc. Les douleurs sont

modérées cette fois; le liquide retiré renferme des lymphocytes.

1er *mars.* — Le malade se promène dans le jardin avec une canne; il doit encore regarder le sol; il lance assez vivement ses jambes en avant et steppe. Il sent bien le sol.

25 *mars.* Injection d'électro-mercurol. Semblable à la précédente à tous les points de vue.

27 *mars.* — A beaucoup souffert, le soir de la ponction et la nuit. Elancements dans les membres inférieurs, réaction fébrile. Morphine.

Mais, le 29 *mars*, la marche est possible de nouveau.

Le 10 *avril.* — Il se promène avec une canne et n'est plus obligé de regarder ses pieds. Les troubles urinaires sont très améliorés, bien qu'on ne lui ait pas fait d'injection épidurale depuis quatorze mois.

Le malade rentre le 28 *décembre* 1909. — Il nous dit que, depuis sa sortie, les douleurs dans les membres inférieurs ont été rares et peu violentes.

La marche est beaucoup plus facile. Il a pu faire dans la campagne une promenade de 8 kilomètres et a marché pendant trois heures avec l'aide d'une canne, sans trop de fatigue.

Il urine assez facilement; il lui arrive rarement de perdre quelques gouttes d'urine.

L'état général est bon.

Les réflexes sont toujours abolis ; le signe d'Argyll persiste mais le Romberg est moins marqué.

8 *janvier.* — Ponction lombaire. Injection de 1 cc. 1/2 d'électro-mercurol à 1 milligr. 1/4 de Hg par cc.

Lymphocytose assez légère. Les douleurs sont violentes dans les membres inférieurs quelques heures après la piqûre et exigent une injection de morphine.

11 *janvier.* — Le malade peut se lever et essayer de marcher; la fièvre a duré deux jours, évoluant entre 38°,4 et 37°,2.

17 *février.* — Injection de 1 cc. 1/2 d'électro-mercurol à 1 milligr. de mercure par centimètre cube.

20 *février.* — La réaction a été moindre que la der-

nière fois. La lymphocytose du liquide céphalo-rachidien retiré est moins marquée.

18 *mars*. — Electro-mercurol sous-arachnoïdien, 1 cc. 1/2. Douleurs modérées. Lymphocytose très discrète.

3 *avril*. — Le malade se trouve bien; il peut marcher sans canne et en lisant son journal : le Romberg est donc en voie de disparition; il marche au commandement, se retourne, descend et remonte les escaliers; la démarche manque évidemment de souplesse; il a un peu de steppage qui est dû aux exercices de rééducation; mais il peut se promener pendant une et quelquefois plusieurs heures sans se fatiguer.

Il urine trois à quatre fois par jour et autant la nuit; il perd rarement un peu d'urine dans son pantalon.

Il est toujours constipé mais son état général est très satisfaisant.

Obs. II. — M. E..., quarante-six ans, entre à la salle Bichat, n° 8, le 21 mai 1908, pour paraplégie.

Jamais de maladies antérieures. Pas de signes de syphilis. Cinq enfants, dont deux en vie; pas d'avortements.

Maladie actuelle : début il y a cinq mois, par douleurs dans les reins, s'irradiant en ceinture à la base du thorax; fourmillements puis douleurs fulgurantes dans les membres inférieurs.

Depuis quatre mois, les jambes refusent tout service; la malade reste couchée dans son lit ou assise toute la journée sur une chaise. Pas de troubles digestifs mais mange peu. Urine deux ou trois fois la nuit, le besoin est impérieux; perd quelquefois ses urines.

Son médecin lui a fait suivre sans succès un traitement antisyphilitique intensif.

La malade a beaucoup maigri, depuis le début de sa maladie; elle est ratatinée, édentée, cachectique et présente l'aspect d'une vieille.

Examen. — Les mouvements des membres inférieurs sont possibles et assez énergiques, mais les mouvements commandés ne sont exécutés qu'avec une grande incoordination ; surtout si les yeux sont fermés. Les réflexes tendineux et cutanés sont complètement abolis. La sensibilité superficielle et profonde au contact et à la douleur est très diminuée, surtout aux extrémités. Retard de la perception de cinq secondes au niveau des pieds. Notion de la position abolie. Pupilles en myosis inégales, OD > OG. Signe d'Argyll-Robertson très net.

La malade est non seulement incapable de marcher, mais même de se tenir debout ; les jambes se dérobent sous elle.

Rien de particulier dans les autres organes.

Traitement. — Electricité, massage.

25 *juillet.* — Même état d'impotence et d'incoordination. Les membres inférieurs tendent vers la contracture, surtout le gauche.

13 *août.* — Ponction lombaire : 15 cc. de liquide clair ; lymphocites nombreux. Injection de 3 cc. d'électro-mercurol. Une heure après, douleurs vives, continues, avec élancements dans les reins et les membres inférieurs ; maux de tête, vertiges, vomissements. Le soir 37°,8 ; pouls, 110 au lieu de 72.

23 *août.* — La malade a continué à avoir des nausées ou des vomissements ainsi que des douleurs et de la fièvre pendant huit jours. Le deuxième et le troisième jour après la ponction, sensation de faiblesse avec état syncopal qui a donné quelques inquiétudes. Aujourd'hui, tous ces phénomènes ont disparu peu à peu, et la malade se trouve mieux qu'avant l'injection. Elle remue plus facilement les jambes et se sent plus forte.

2 *septembre.* — Exercices de marche. La malade se tient un peu sur ses jambes si on la soutient. Mais beaucoup d'ataxie si elle essaie de marcher.

15 *septembre.* — Elle marche en s'appuyant sur les bras de deux aides.

30 *octobre.* — Deuxième ponction lombaire : lymphocytes moins nombreux. Injection de 1 cc. 1/2 d'électro-mercurol. Dans la soirée, douleurs dans les

lombes et les jambes, maux de tête, nausées. Température, 37°,7, mais phénomènes moins violents qu'après la première injection.

7 novembre. — La malade, qui n'avait pas essayé de marcher depuis sa deuxième ponction, reprend aujourd'hui ses exercices et fait journellement des progrès.

15 décembre. — La malade marche assez bien avec des béquilles.

Troisième ponction lombaire : 14 cc. de liquide clair avec rares lymphocytes. Injection de 2 cc. d'électro-mercurol. Nausées et vomissements ; douleurs dans les reins, les jambes et la tête. La température atteint 38°,5 pour tomber ensuite peu à peu.

2 février. — La malade a repris ses exercices depuis quelques jours ; elle marche mieux, l'incoordination disparaît. Cependant il reste au repos un certain degré de contracture du membre inférieur gauche.

20 février. — Quatrième ponction lombaire avec injection de 2 cc. d'électro-mercurol. Mêmes phénomènes de réaction que précédemment. Après huit jours de lit, les mouvements reviennent plus faciles ; la marche avec deux béquilles est plus aisée ; la malade peut faire ainsi le tour de la salle.

La malade sort le 2 avril 1909.

Bien que l'amélioration n'ait pas été aussi prononcée et aussi complète que dans notre premier cas, elle n'en est pas moins certaine et manifeste.

Obs. III. — R. J., mineur, 40 ans entre, le 20 novembre 1910, à la salle Combal, n° 19.

A. P. : Fièvre typhoïde à 17 ans, pas d'étylisme. Il nie avoir jamais eu de chancre ni d'accident qui puisse faire penser à la syphilis.

Sa femme a eu six grossesses : les deux premières se sont terminés par des accouchements prématurés de six mois et demi ; la sixième, par une fausse couche de un mois et demi.

Mal. act. Depuis cinq à six ans, incertitude des mouvements des membres inférieurs avec difficulté progressive de la marche, beaucoup plus accentuée à l'obscurité. Il a dû cesser de travailler en avril 1909. Depuis quatre ans, douleurs violentes de la région lombaire et des membres inférieurs, survenant par crises qui durent de quinze à vingt jours et vont maintenant en s'atténuant; sensations fréquentes de pesanteur abdominale, surtout la nuit.

Depuis quelques semaines, fourmillements avec faiblesse des membres supérieurs.

Depuis un an environ, ne peut pas uriner comme il veut ; tantôt il ne peut pas uriner, bien qu'il en éprouve le besoin ; tantôt la miction est impérieuse et il perd des urines ; pas d'anesthésie urétrale.

Il a souvent des crises rectales avec sensation de serrement et épreintes ; ces phénomènes semblent avoir pour point de départ un polype du rectum qui donne lieu de temps en temps à des hémorragies.

Il sent passer les matières, mais il en perd quelquefois et rend souvent des glaires et des fausses membranes.

Pas de céphalée, quelques vertiges ; vue un peu affaiblie, pas de diplopie ; l'intelligence est conservée.

L'appétit est bon, aucun trouble circulatoire ou respiratoire ; il a maigri de quelques kilos.

Examen. Maigre ; pas de phénomènes de paralysie ni d'atrophie.

L'ataxie des membres inférieurs est très marquée dans le décubitus dorsal. La station debout, les pieds rapprochés, est difficile ; elle est impossible les yeux fermés. Cependant le malade arrive à faire seul quelques pas mais en titubant beaucoup et non sans danger de chute ; il lance violemment ses jambes dans toutes les directions ; il ne peut pas marcher les yeux fermés ; quelques zones d'anesthésie à la cuisse droite avec un peu de retard des sensations douloureuses.

Le tendon d'Achille est sensible ; le testicule, assez peu.

Diminution très nette du sens musculaire.

Hypotonie.
Réflexes tendineux abolis.
Pupilles régulières, inégales : la pupille gauche étant plus dilatée.
Signe d'Argyll.
La vessie est distendue par l'urine.
Appareils respiratoire et circulatoire sains.
Aucun signe objectif de syphilis.

23 *novembre*. — On retire par ponction lombaire 15 cc. de liquide céphalo-rachidien clair, légèrement hypertendu; on injecte 1 cc. d'électro-mercurol (à 1 milligr. 1/2 de Hg par cc.) mélangé à 5 cc. de liquide céphalo-rachidien.

Une heure après, le malade éprouve dans les membres inférieurs des douleurs vives par élancements qui persistent un jour et demi puis s'atténuent progressivement.

Miction plus fréquente que d'ordinaire la nuit qui a suivi l'injection, mais c'est une miction par regorgement.

Le liquide céphalo-rachidien renferme une lymphocytose abondante et 0 gr. 50 d'albumine (par litre).

25 *novembre*. — Quelques douleurs de tête depuis hier, un peu de fièvre le soir; pas de fièvre le matin.

17 *décembre*. — La marche est améliorée; le membre inférieur droit notamment, qui paraissait le plus atteint, semble maintenant le plus fort. Il y a moins d'incoordination. Le malade peut avec deux cannes descendre quelques marches d'escalier. Besoin d'uriner impérieux; il perd très souvent des urines.

21 *décembre*. — Une injection épidurale d'une solution de cocaïne (formule de Sicard) améliore les troubles urinaires.

23 *décembre*. — 2e ponction lombaire avec injection d'électro-mercurol. Cette intervention pratiquée suivant la même technique que la première, est suivie, cinq heures après, de douleurs assez vives dans les membres inférieurs.

10 *janvier.* — La marche est encore améliorée ; le malade peut descendre dans le jardin et se promener avec deux cannes.

24 *janvier.* — Injection épidurale de cocaïne.

25 *janvier.* — 3e ponction lombaire avec injection de 1 cc. 1/4 d'électro-mercurol à 1 milligr. de Hg par centimètre cube. Les douleurs dans les membres inférieurs et la tête sont plus vives et surviennent immédiatement après la ponction. Elles durent un jour.

15 *février.* — Les troubles ataxiques sont en voie d'amélioration ; le malade lance encore ses jambes et traîne un peu la jambe gauche, mais il descend les escaliers et fait d'assez longues promenades dans le jardin avec une canne.

5 *mars.* — 4e ponction lombaire suivant la même technique. Rares lymphocytes.

Les douleurs vives survenues une heure après, à la région sacrée et aux membres inférieurs sont calmées par une piqûre de morphine.

19 *mars.* — A repris aujourd'hui ses exercices de marche. Il se promène dans le jardin avec une seule canne. Les troubles sphinctériens sont très améliorés ; il va à la selle tous les matins, mais ne sent pas passer les matières, il urine toutes les quatre heures et ne perd que quelques gouttes d'urine de temps en temps.

8 *avril.* — 5e injection de 2 cc. d'électro-mercurol. Lymphocytose très discrète. Albumine 0 gr. 34 par litre. Les douleurs dans les membres inférieurs apparaissent une heure après la ponction et durent trois à quatre jours. Comme toujours il a un peu de fièvre vespérale pendant les quarante-huit heures qui suivent l'intervention (voir la courbe ci-jointe pour les réactions thermiques qui ont suivi chaque intervention).

8 *mai.* — L'état général est bon. Le malade peut se promener dans le jardin pendant une quarantaine de minutes environ en s'aidant d'une canne. Il peut durant quelques instants marcher, tourner, descendre ou monter les marches d'escalier sans canne.

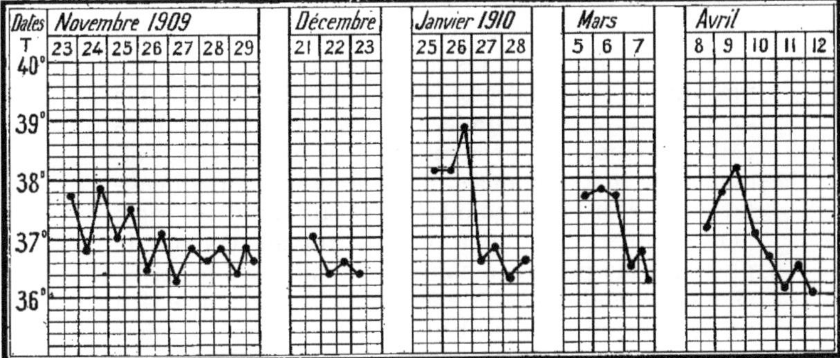
Dates
Novembre 1909
Décembre
Janvier 1910
Mars
Avril
T
23
24
25
26
27
28
29
21
22
23
25
26
27
28
5
6
7
8
9
10
11
12
40°
39°
38°
37°
36°

Le Romberg persiste ainsi que les autres signes cardinaux du tabes. Les troubles sphinctériens sont aussi en voie d'amélioration, et cela sous la simple action des injections d'électro-mercurol, puisque le malade n'a pas eu d'injection épidurale de cocaïne depuis bientôt quatre mois.

Obs. IV. — M. J..., trente-six ans, plâtrier, entre, le 27 décembre 1909, dans le service de M. le professeur Carrieu, au n° 6 de la salle Combal.

A. P. — A vingt et un ans, a eu un accident balano-préputial qui a été qualifié par un médecin de chancre mou et qui n'a pas été suivi d'accidents secondaires. Ethylisme léger.

Mal. act. — Depuis plusieurs hivers, à Paris, où il habitait, il éprouvait des douleurs de reins le soir, après la fatigue de la journée.

En juillet 1909, il ressent de temps en temps des fourmillements dans les membres inférieurs et remarque qu'il se fatigue facilement. Aucun trouble de l'équilibre à la lumière ou à l'obscurité. Vers cette époque, il éprouve un jour un vertige et, quelques instants après, il a une attaque apoplectiforme. Il reste sans connaissance dix minutes, mais peut rentrer chez lui à pied. Le travail devient de plus en plus pénible à cause de la faiblesse progressive des membres inférieurs; mais, le 5 octobre, il a un dérobement des jambes ; il ne peut plus marcher qu'avec des béquilles et il entre à l'hôpital Saint-Antoine où l'on fait le diagnostic de tabes. Après un traitement qui l'améliore un peu (pointes de feu, iodure, douches sulfureuses), on lui conseille de revenir dans le Midi. Il fait le voyage péniblement avec deux béquilles ; on l'aide à monter en wagon et à descendre. Il n'a jamais eu de douleurs fulgurantes; mais, depuisdeux mois, il éprouve des fourmillements dans les orteils et a la sensation de marcher sur du coton. Depuis quelques mois aussi, il ne ressent pas le besoin d'aller du corps et ne sent pas passer les matières : il va à la selle tous les matins sans en avoir besoin. Il ne sent pas le besoin d'uriner : quand la vessie est distendue, il éprouve dans le bas-ventre un malaise vague qu'il ne sait pas rapporter à sa véritable cause. Pollakiurie. Le jet s'arrête brusquement sans que la vessie soit vidée. Il mouille souvent son lit, surtout la nuit.

Il dort bien, mange bien, n'a pas maigri, n'a pas de maux de tête, ni de vertiges ; la vue est bonne, l'intelligence intacte.

Examen. — Aspect général bon. Pas de troubles trophiques. Les fléchisseurs et extenseurs de la jambe paraissent un peu affaiblis des deux côtés. Aucun trouble moteur des membres supérieurs, même les yeux fermés.

Les mouvements des membres inférieurs se font avec hésitation et maladresse, surtout les yeux fermés.

Station debout possible avec des oscillations qui s'exagèrent par l'occlusion des yeux ; la marche sans aide est impossible, même avec des béquilles. Soutenu fortement sous les aisselles, il titube, talonne, ne fauche pas.

Réflexes rotuliens et achilléens abolis ; pupilles un peu serrées, égales, régulières.

Signe d'Argyll.

Pas de troubles de la sensibilité superficielle ; la sensibilité profonde est conservée d'une façon générale ; cependant la pression profonde au creux épigastrique est peu sentie.

La pression forte du tendon d'Achille est sentie avec un retard de 2 secondes environ. Hypotonie bien nette.

7 *janvier.* — Ponction lombaire suivie d'injection de 1 cc. d'électro-mercurol à 1 milligr. 1/4 de Hg. par cc. Le liquide céphalo-rachidien est limpide, de tension normale; le culot, assez abondant, renferme une lymphocytose avec polynucléose notable (20 p. 100). La ponction provoque seulement un peu de douleur des membres inférieurs le lendemain. Fièvre modérée les deux jours qui suivent (voir la courbe).

25 *janvier.* — Les jambes ont été lourdes pendant

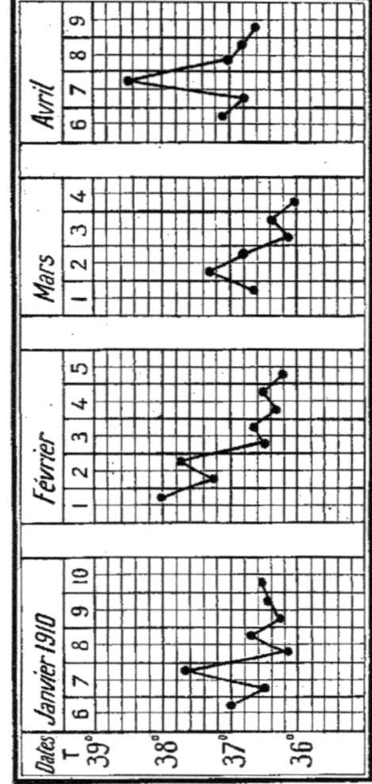

plusieurs jours après la ponction. Le malade essaie de marcher avec deux béquilles et arrive à faire quelques pas.

1er *février*. — Deuxième ponction : on injecte 2 cc.

d'électro-mercurol à 1 milligramme de Hg. Le liquide renferme surtout des mononucléaires et quelques polynucléaires. Cette ponction est suivie de quelques douleurs dans les membres inférieurs et de nausées. La température s'élève à 38° pour revenir à la normale en deux jours.

20 *février*. — Il marche avec des béquilles mieux qu'avant la ponction.

28 *février*. — Il a parcouru 200 mètres environ avec l'aide d'une seule canne; les troubles sphinctériens paraissent améliorés ; il sent passer les matières quand il va à la selle ; il perd encore ses urines dans son lit.

2 *mars*. — Injection d'électro-mercurol, 1 cc. 1/2. Lymphocytose nette ; après la ponction, douleurs dans la tête, les jambes et les reins ; quelques vomissements.

6 *avril*. — Quatrième ponction lombaire. Injection de 2 cc. d'électro-mercurol. Le culot est moindre et renferme des lymphocytes sans polynucléaires. La ponction a été immédiatement suivie de douleurs dans la tête et le rachis. Morphine. Réaction fébrile assez forte.

25 *avril*. — Le malade peut marcher facilement pendant une demi-heure avec une canne et sans regarder le sol ; la marche est plus assurée. Il peut même pendant quelques minutes marcher sans canne et tourner. Il a encore beaucoup de Romberg.

Les troubles sphinctériens sont moins marqués; il éprouve beaucoup moins qu'avant le besoin d'uriner et d'aller à la selle. Il ne perd pas d'urines.

Les réflexes sont toujours abolis et l'Argyll persiste.

Le malade a remarqué que l'amélioration des symptômes moteurs ne se manifeste que quinze ou vingt jours après chaque piqûre.

Obs. V. — T. N... trente six ans, tailleur, entre, le 23 février 1910, dans le service de M. le professeur Carrieu, salle Bayle.

A. P. — Il y a dix ans chancre induré du gland ; quelques semaines après, chute de cheveux et quelques douleurs de gorge ; pas d'autre accident secondaire.

Le malade dit avoir reçu dans la suite une cinquantaine d'injections d'huile grise ou de calomel, quelques mois après l'apparition du chancre.

La *maladie actuelle* a débuté il y a cinq ans par des troubles des réservoirs : pollakiurie, incontinence des matières. Ces accidents persistent quelques semaines. Il y a deux ans, douleurs fulgurantes dans les membres inférieurs (mollet, talon, gros orteil), prédominant à droite. L'incoordination motrice apparaît à ce moment et s'accentue jusqu'à aboutir à l'impossibilité absolue de marcher. En juillet 1908, apparaît du ptosis de la paupière supérieure droite avec strabisme externe de l'œil de ce côté et diplopie. Un oculiste consulté rapporte ces troubles au tabes.

Depuis un an, le malade éprouve, la nuit des douleurs épigastriques avec sensation de brûlure et vomissements qui se continuent parfois pendant plusieurs jours.

Depuis quelques mois, maux de tête et bourdonnements d'oreille.

Examen. Amaigri. Cependant pas d'atrophie musculaire. Chute peu marquée de la paupière supérieure droite avec strabisme externe OD. Inégalité pupillaire OD > OG. Argyll très net.

Dans la position couchée, l'incertitude des mouvements des membres inférieurs est extrême. Les membres inférieurs présentent aussi un peu d'incoordination.

La station debout est impossible plus de quelques secondes, même les jambes écartées. Le malade ne peut marcher seul, même avec des béquilles, et tous ces troubles d'incoordination sont très accrus par l'occlusion des yeux.

Diminution très notable du sens musculaire ; réflexes tendineux abolis ; réflexe crémastérien aboli ; cutané abdominal conservé.

Hypotonie.

Sensibilité superficielle conservée.

Sensibilité profonde très diminuée. Sont abolies les

douleurs à la pression du tendon d'achille, du testicule, du creux épigastrique, des masses musculaires. La pression de la trachée, du globe oculaire, est ressentie.

25 *février*. — Injection épidurale de cocaïne (formule de Sicard) immédiatement suivie d'une ponction lombaire. On retire 15 cc. de liquide limpide, de tension modérée, dans lesquels l'examen cytologique révèle de la lymphocytose avec beaucoup de polynucléaires. Injection de 1 cc. 1/2 d'électro-mercurol à 1 milligr. de Hg par cc.

28 *février*. — Les douleurs dans les reins et les membres inférieurs, survenues une heure après la ponction, cèdent facilement à une piqûre de morphine. T., 38° le soir.

Depuis la ponction, le malade se sent beaucoup mieux : il n'a plus ni les douleurs de ventre ni les vomissements qu'il éprouvait toutes les nuits ; l'appétit est devenu excellent et surtout il ne ressent plus cette sensation de lourdeur des membres inférieurs et de lassitude générale qui lui étaient très pénibles.

L'injection épidurale de cocaïne semble aussi avoir agi car les mictions sont moins fréquentes.

5 *mars*. — Les troubles urinaires ont reparu et l'on doit faire une ponction épidurale de cocaïne qui est suivie d'amélioration.

Le malade quitte l'hôpital le 7 mars.

Il rentre le 6 *avril* 1910. Les troubles sphinctériens sont toujours accentués et la pollakiurie l'incommode beaucoup. Mais son état général et les troubles moteurs sont très améliorés. Il mange mieux; les digestions sont meilleures; il a engraissé. Il n'a presque plus souffert dans les membres inférieurs. Il ressent seulement de temps en temps quelques douleurs dans le petit doigt de la main droite.

Il a encore de l'ataxie des mouvements des membres inférieurs. Cependant il peut se tenir debout les pieds rapprochés et peut aussi avec une seule canne se promener un peu et monter quelques marches d'escalier.

Les troubles oculaires persistent, de même que

l'abolition des réflexes et les troubles de la sensibilité.

7 *avril.* — On pratique une injection épidurale et une ponction lombaire avec injection de 2 cc. d'électro-mercurol.

Le liquide céphalo-rachidien centrifugé ne renferme pas de culot.

Deux heures après la ponction, douleurs vives dans les membres inférieurs avec quelques vomissements.

Le malade quitte l'hôpital le 13 avril pour rentrer dans quelques semaines.

La lecture de ces observations dont nous n'avons donné que les traits essentiels suffit pour nous permettre de faire les constatations suivantes :

1° L'atténuation de l'incoordination motrice, et notamment l'amélioration de la marche sont incontestables. A ce point de vue nos résultats ont été constants et, dans quelques cas vraiment inattendus. C'est ainsi qu'un malade, incapable de se tenir debout même en prenant un solide point d'appui avec ses mains au moment de son entrée à l'hôpital, a pu, moins de deux ans après la première injection, faire dans la campagne une promenade de trois heures sans s'arrêter. Tous ont éprouvé après chaque injection et dès la première une amélioration qui ne s'est point démentie, et telle que n'aurait pu la produire aucun autre mode de traitement. Quelques-uns de nos malades avaient naturellement subi des traitements mercuriels intensifs qui, bien entendu, n'ont été d'aucun bénéfice. Quant à la rééducation, c'est seulement après l'amélioration produite par les premières injections qu'il avait été possible de la tenter.

Est-il besoin d'ajouter que nous nous sommes mis en garde contre toute hypothèse d'hystérie surajoutée, à laquelle il faut toujours penser en matière de paraplégie, même au cours du tabes ?

2° L'amélioration des troubles sphinctériens a été nette et progressive dans la plupart de nos observations. Nous devons cependant indiquer à ce point de vue que l'électro-mercurol n'a pas été le seul traitement employé. Nous avons concurremment pratiqué des injections épidurales de cocaïne suivant la formule de Sicard. Cependant nous avons remarqué que les troubles des réservoirs continuaient à s'améliorer chez des malades qui n'avaient pas eu d'injections de cocaïne depuis plusieurs mois, mais que l'on tenait sous l'influence de l'électro-mercurol.

3° Bien que les injections provoquent dans les membres inférieurs des élancements qui rappellent les douleurs fulgurantes, ces sensations peuvent faire place en peu de jours à un bien-être spécial avec relèvement des forces. Chez quelques malades on observe aussi un retour de l'activité physique et intellectuelle bien remarquable.

Nous nous sommes placés, au cours de ce traitement surtout au point de vue clinique. Nous avons suivi pas à pas les améliorations fonctionnelles qui constituent bien encore le meilleur critérium de l'efficacité d'un agent thérapeutique.

Cependant les examens de laboratoire paraissent bien indiquer que ces constatations cliniques sont le corollaire d'améliorations anatomiques.

Les examens du liquide céphalo-rachidien ont permis de constater que les injections successives font baisser le taux de la lymphocytose et que l'hyperalbuminose diminue. C'est ainsi que, chez le malade de l'observation III, l'albumine passe de 0 gr. 50 par litre le 23 novembre 1909, à 0 gr. 24 le 8 avril 1910. Chez le malade V, l'albumine, qui était à 0 gr. 42 le 21 février, tombe à 0 gr. 20 le 7 avril 1910. Chez un autre dont l'observation n'a pas trouvé place dans cette étude parce que le diagnostic de tabes était moins net, la teneur en albumine qui était de 0 gr. 80 par litre lors de la première ponction tombe à 0 gr. 46 au moment de la deuxième, six semaines après.

Ces résultats sont incomplets ici parce qu'ils feront l'objet de publications ultérieures (1). Nous avons seulement indiqué quelques chiffres susceptibles de montrer que la pénétration d'électro-mercurol dans les espaces sous-arachnoïdiens provoque un retour de l'albumine vers les valeurs normales qui sont de 0 gr. 10 à 0 gr. 20 par litre ainsi qu'il ressort des résultats publiés

---

(1) Indiqués en détail dans les leçons cliniques faites à l'hôpital suburbain par le professeur Carrieu, avril 1910.

par M. Mestrezat, à la Société chimique de France (section de Montpellier, décembre 1909). Le mode d'action du médicament est encore incertain. Il semble bien cependant qu'il agisse sur la méningite radiculaire qui paraît être à l'origine du processus tabétique. L'on observe en effet la disparition de la polynucléose, la diminution de la leucocytose, la diminution aussi de l'hyperalbuminose qui, on le sait, sont des conséquences de l'inflammation méningée.

Ajoutons que l'électro-mercurol n'agit probablement pas à titre de médicament spécifique, puisqu'il a été efficace dans des cas où il ne fut pas possible de retrouver la syphilis à l'origine des accidents.

Nous pouvons de ces faits tirer les conclusions pratiques suivantes :

1° Les injections sous-arachnoïdiennes d'électro-mercurol sont indiquées dans les cas de tabes qui présentent des manifestations ataxiques même si ces troubles sont très marqués, pourvu que l'état général soit bon.

2° La dose à injecter est de 1 à 2 cc. d'électro-mercurol à 1 milligramme de mercure par cc., après soustraction de 10 à 15 cc. de liquide céphalo-rachidien.

3° Il faut répéter ces injections tous les mois à peu près, à des intervalles un peu plus éloignés peut-être chez certains sujets; il faudra se baser pour cette appréciation sur le moment où se fait sentir l'amélioration due à chaque piqûre et sur la durée de cette période d'amélioration.

4° Il faudra prévenir le malade et l'entourage des troubles qui peuvent survenir immédiatement ou quelques heures après l'injection : céphalalgie, douleurs dans les reins et les membres inférieurs, fièvre susceptible d'atteindre 39°, nausées, vomissements. Tous ces phénomènes, d'ailleurs très atténués par la morphine, ne durent guère que 24 à 48 heures. Ils peuvent cependant, dans certains cas, revêtir une certaine intensité. Pendant cette période de réaction, qui dure d'ordinaire un à trois jours, il faudra exiger que le malade garde le lit.

Paris. — Imprimerie Levé, 17, rue Cassette.

www.ingramcontent.com/pod-product-compliance
Ingram Content Group UK Ltd.
Pitfield, Milton Keynes, MK11 3LW, UK
UKHW021158230726
13926UKWH00001B/175